Lavendel
Portrait einer außergewöhnlichen Heilpflanze

Margrit Enz

Lavendel

Portrait
einer außergewöhnlichen
Heilpflanze

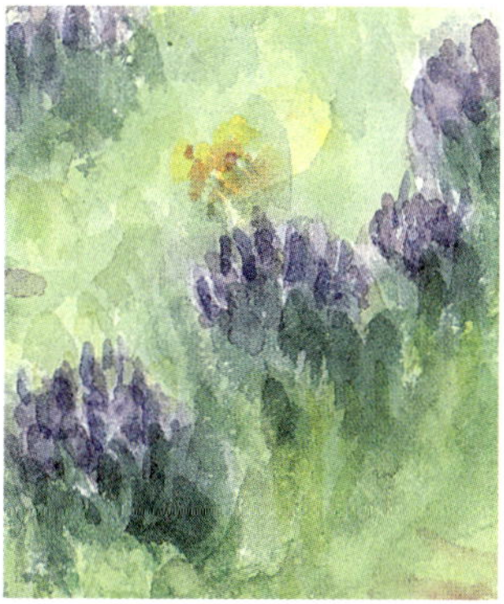

Mit Aquarellen und Zeichnungen
von Alfred Enz

JOY
VERLAG

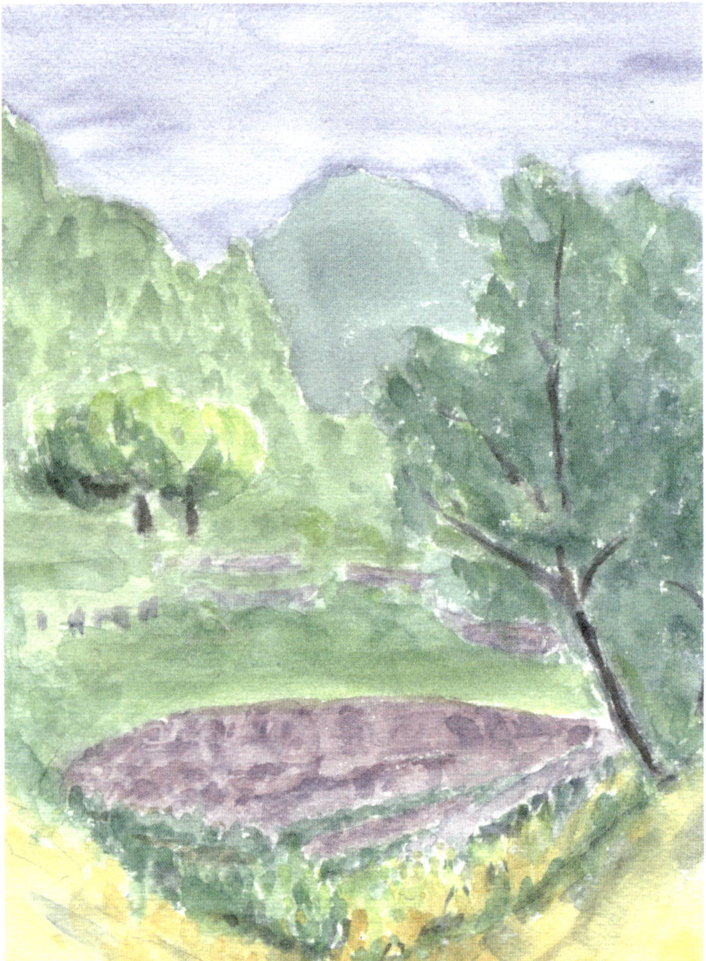

Inhalt

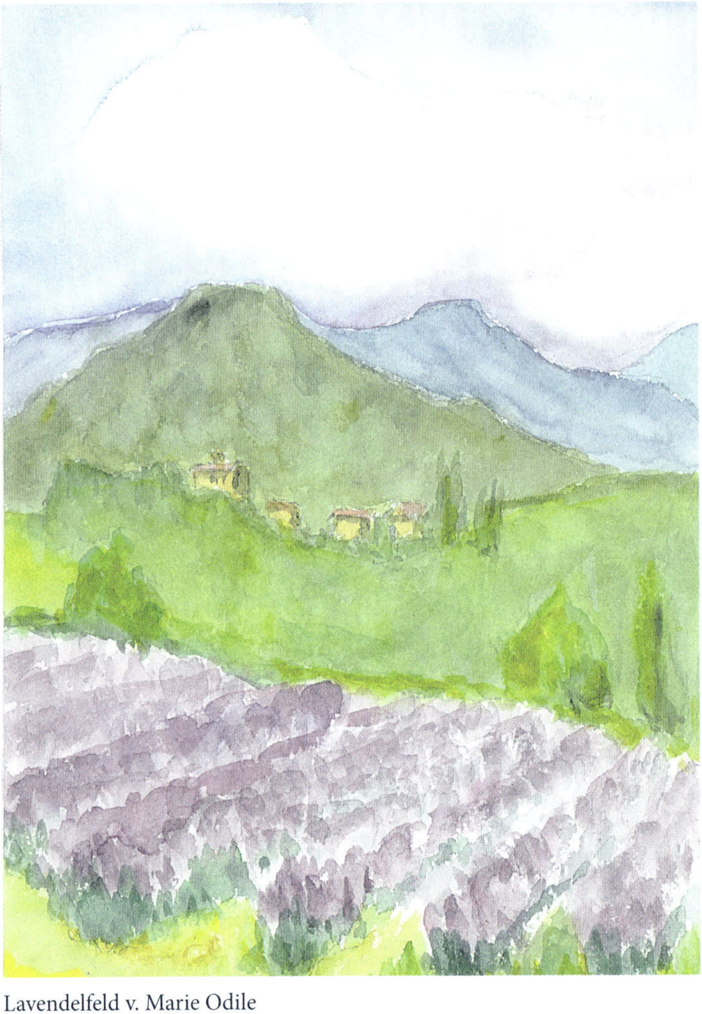

Lavendelfeld v. Marie Odile

Prolog

Seit Jahrtausenden zählt der Lavendel zu den beliebtesten Duftpflanzen. Schon die Perser, Ägypter, Griechen und Römer kannten den Lavendel. Plinius und Galenos bezeichneten in ihren Schriften die Pflanze als Pseudo Nardus. Hildegard von Bingen beschreibt in ihrem Werk „Physika“ den Speiklavendel als Heilkraft der Natur. Diese Lavendelart wurde wahrscheinlich von pilgernden Mönchen aus dem Mittelmeerraum nach Norden gebracht. Das Rezept von Hildegard von Bingen: „Man kocht die Lavendelblüten in Wein. Lauwarm getrunken ein verträglicher Trunk gegen Leibschmerzen und Lungenkrankheiten“.

Lavendelfelder gehören zum Wahrzeichen der Haute Provence. Kaum jemand kann sich dem Zauber eines blühenden Lavendelfeldes entziehen. Lavendel hat von jeher fasziniert und bezaubert. Der unverkennbare, überwältigende Duft, süss, etwas herb, zieht den Besucher immer wieder in seinen Bann.

Lavendel, ein Symbol der Reinheit, fördert klares Denken und ist Balsam für die Seele. Ein Tropfen ätherisches Lavendelöl aufs Taschentuch in trüben Wintertagen inspiriert und beglückt. Kein anderer menschlicher Sinn ruft stärkere Bilder der Erinnerung hervor als der Geruchssinn. Vor dem inneren Auge erscheinen Bilder von Sonne und Wärme, leuchtend blau-violetten Lavendelfeldern und klarem, blauen Himmel darüber. Über den Reihen der Lavendelpflanzen summen Bienen, die den köstlichen Lavendelhonig sammeln. Im Gras jubilieren Grillen und in den Olivenbäumen zirpen Zikaden unüberhörbar. An den Wegrändern wachsen oft Ginsterbüsche, deren leuchtend gelbe Blüten einen herrlichen Kontrast zum Lavendelblau geben. Die grüngrauen Olivenhaine und die goldbraunen Kornfelder runden das Bild ab.

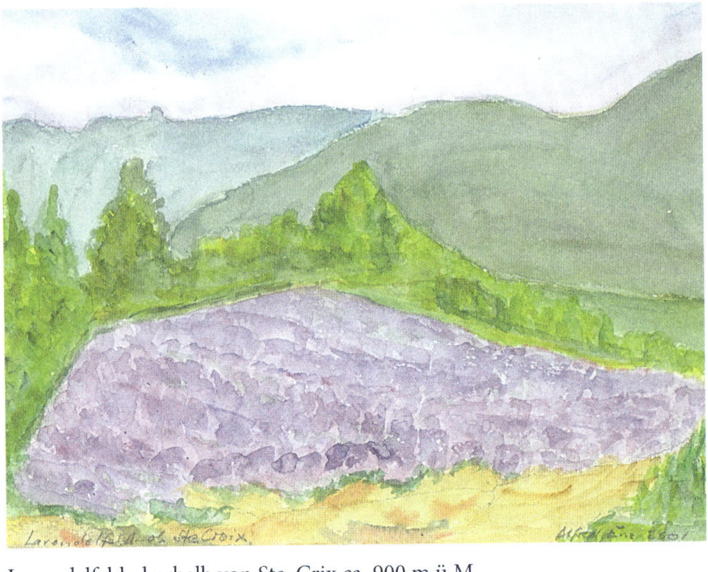

Lavendelfeld oberhalb von Ste. Crix ca. 900 m.ü.M.

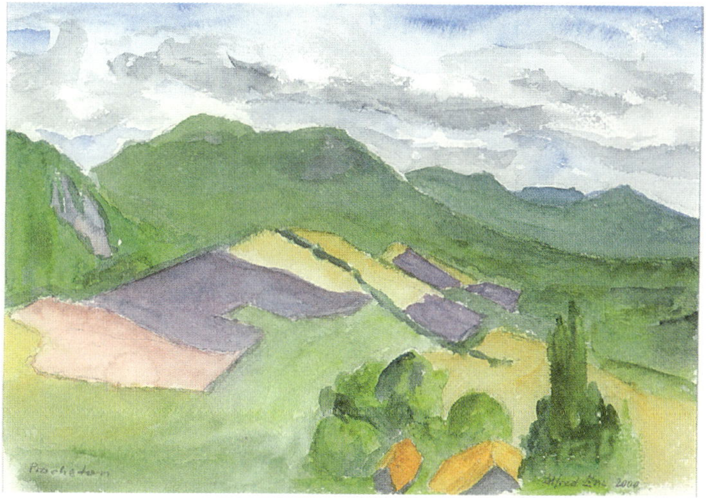

Pracheton Duftpflanzen-Kulturen auf 1100 m.ü.M.

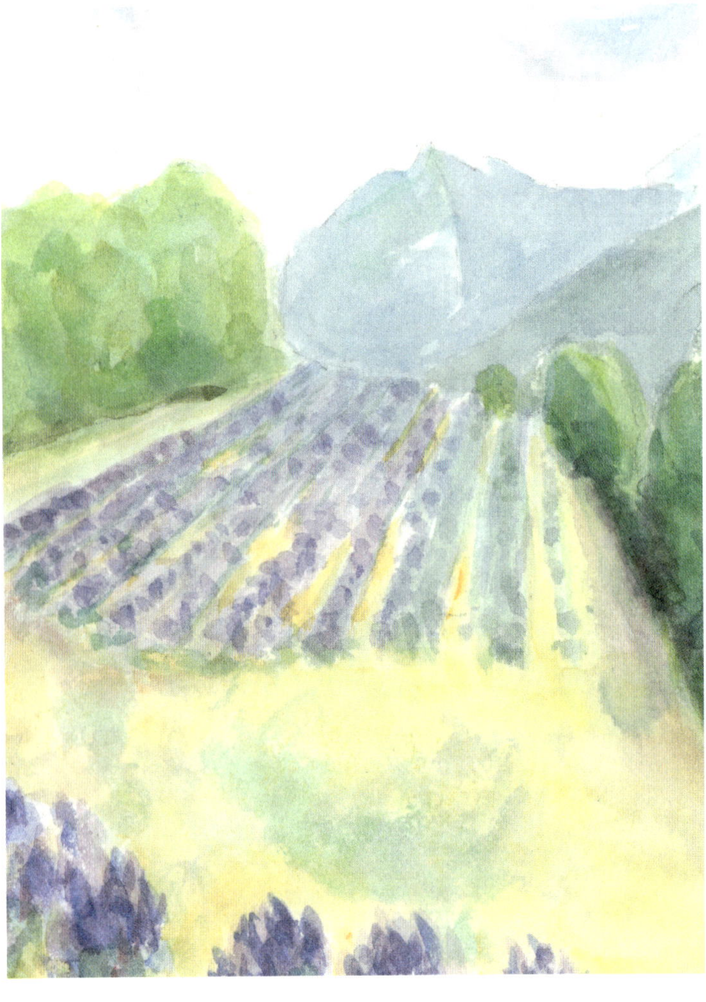

Eine Reise zu den Anbaugebieten des Lavendels

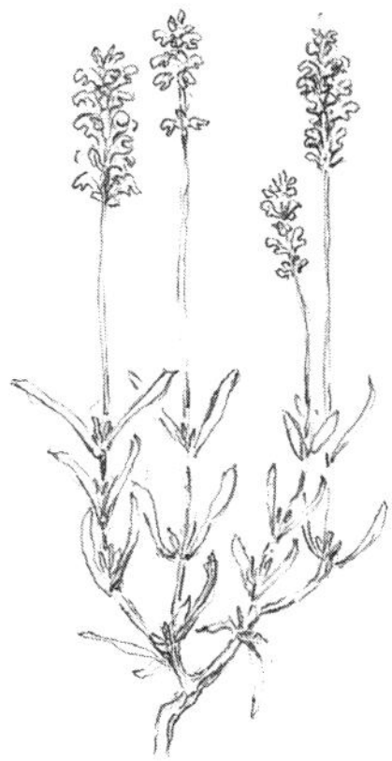

Lavendel
Lavandula angustifolia

Lavendel, ein Lippenblütler, gehört zu den Arzneipflanzen. Er ist eine robuste Pflanze und vielseitig verwendbar. Er liebt die Hitze und die direkte Sonneneinstrahlung, kalkhaltigen, steinigen Boden, der die Wärme des Tages speichert und sie des Nachts wieder abgibt.

Der echte, wilde Lavendel, ***Lavandula angustifolia vera officinalis***, schmalblätteriger Lavendel, - Lavande vrai sauvage - wächst in kleineren bis mittleren Büscheln. Die Blütenrispen sind hellblau, mittel- bis dunkelblau, sogar etwas violett im Farbton und duften intensiv.

Wenn man aufmerksam den wilden Lavendel in seiner Umgebung studiert, fallen einem die verschiedenen Pflanzen auf. Auf der nach Süden ausgerichteten Seite - les terrains secs - ist die Varietät ***Lavandula fragrance*** beheimatet. Die Blütenrispen tragen 3 bis 7 Blüten, die länglichen Blättchen sind kleiner. Sie sind sehr stark der Sonne ausgesetzt und haben dadurch wenig Wasser. Diese Lavendelart wächst in einer Höhe von 700 bis 1800 m.ü.M.

Auf der nach Norden ausgerichteten Seite - ubac - finden wir die Varietät ***Lavandula delfinensis*** mit etwas breiteren Blättchen, sie wird 20 bis 30 cm hoch. Diese Pflanzenart findet man nur in einer Höhe von 1000 bis 1300 m.ü.M.

Der wilde Lavendel wächst hauptsächlich in der Drôme, der Vaucluse, den Alpes-de-Haute-Provence und der Ardèche.

Das Schneiden des wilden Lavendels mit der Sichel braucht sehr viel Einsatz und Ausdauer. Immer wieder muss die Sichel gewetzt werden, da die Lavendelbüschel hart und trocken sind. Die Schnitter beginnen gegen 10 Uhr vormittags und ernten bis gegen Abend, auch in der größten Mittagshitze. In dieser Zeit produzieren nämlich die Pflanzen das meiste ätherische Öl.

Der Lavendelpflücker hat einen Sack umgebunden, die „saquette“ und steckt die geschnittenen Büschel hinein. Ist die „saquette“ voll, werden die Blüten auf ein großes Leinentuch, die „bourasse“ geleert.

Ein Schnitter schneidet im Tag 50 bis 80 kg Blüten, je nach Lage und Vorkommen der Pflanzen. Diese Tagesernte ergibt ca. ½ Liter ätherisches Öl, das „Lavendelöl extra“, das diesen Namen verdient. Diese besonders hochwertige Qualität wird hauptsächlich für den medizinischen Bereich für Heilzwecke verwendet. Jeder Therapeut weiß sie zu schätzen und bezahlt auch gerne den höheren Preis.

Im 19. Jahrhundert holten die Bauern die Urpflanze ***Lavandula angustifolia vera officinalis*** aus den Bergen und pflanzten sie sorgsam in gut vorbereitete Felder in Reihen.
So hat die Lavendelkultur ihren Anfang genommen.

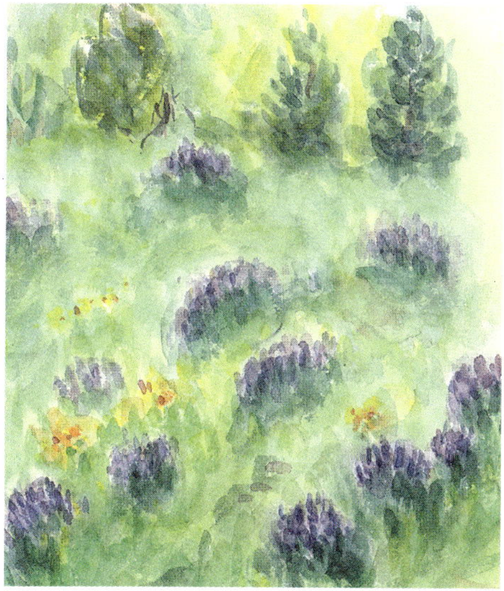

Altes verwildertes Lavendelfeld in der Haute Provence

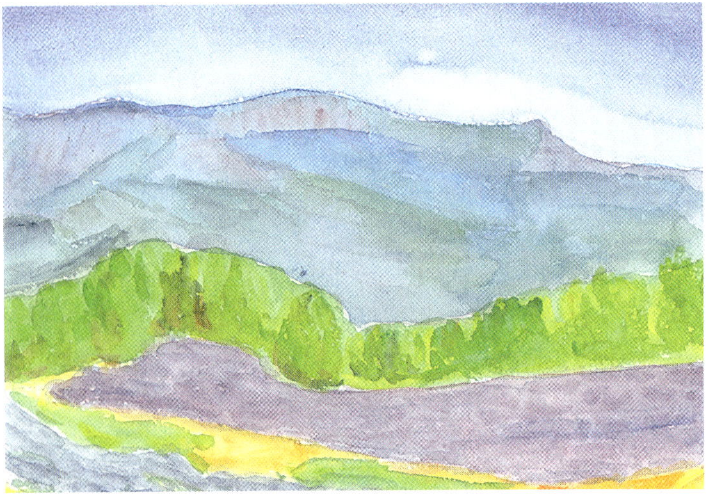

Lavendelfelder oberhalb von La Louine

Heute werden die jungen Pflanzen in Gärtnereien aus Samen gezogen. Die Jungpflanzen werden dort gekauft und können maschinell in die Felder eingepflanzt werden.

Es ist ein großer Unterschied, ob ein Feld traditionell, konventionell oder biologisch bewirtschaftet wird. Der biologische Anbau erfordert viel Handarbeit und großen Einsatz der Lavendelbauern. Während der Wachstumsperiode muss zwei- bis dreimal gehackt und zugleich das Unkraut entfernt werden. Diese aufwändige Arbeit wird belohnt. Das Resultat ist ein vorzügliches, reines ätherisches Lavendelöl „Lavendel fein„ und für die Aromatherapie bestens geeignet.

Bei traditionellem Anbau gibt es Beikräuter wie Johanniskraut, Labkraut, wilde Kornblume und Schafgarbe, die oft mitdestilliert werden. Dadurch können die Inhaltsstoffe sich leicht verändern.
Bei konventionellem Anbau werden – im Gegensatz zu biologischem und traditionellem Anbau – häufig Herbizide verwendet. Deshalb ist – je nach Verwendungszeck – beim Einkauf des ätherischen Öls auf die Anbauweise zu achten. Auch die Destillation spielt für die Qualität eine grosse Rolle.

Weiter im Süden, in der unteren Vaucluse, ist der Speiklavendel, ***Lavandula spicata latifolia***, der breitblättrige Lavendel, zuhause.
Er wächst dort wild, wird aber auch kultiviert.
Der Speiklavendel riecht etwas herber, kampfriger und wird gerne zu medizinischen Zwecken und besonders bei Verbrennungen wirkungsvoll eingesetzt.

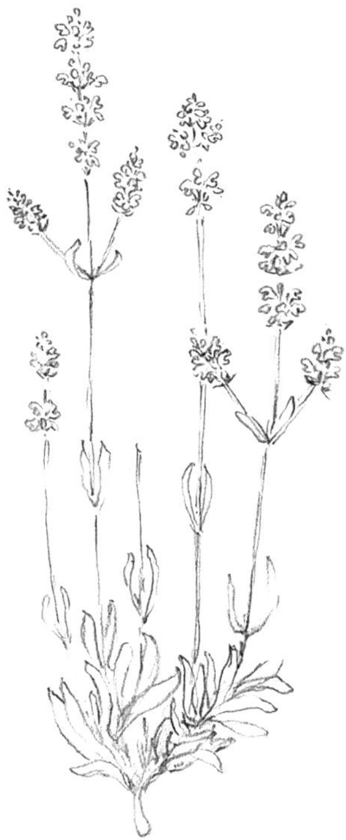

Speiklavendel
Lavandula spicata latifolia

An der französischen Rivieraküste und auf den Stoechadischen Inseln, den heutigen Iles d'Hières und auf Korsika wächst auf sandigem Untergrund der Schopflavendel, ***Lavandula stoechas***. Die Pflanze blüht im Frühjahr mit ihren zauberhaften Blüten. Eine dunkelviolette Blütenrispe ist von einer hellvioletten Scheinblüte gekrönt; zu den gelben Ginsterbüschen, den rosafarbenen Cistrosen und der übrigen mediterranen Pflanzenwelt ein herrlicher Kontrast. Der Schopflavendel beschert uns ein sehr seltenes ätherisches Öl, das nur von erfahrenen Therapeuten verwendet werden sollte.

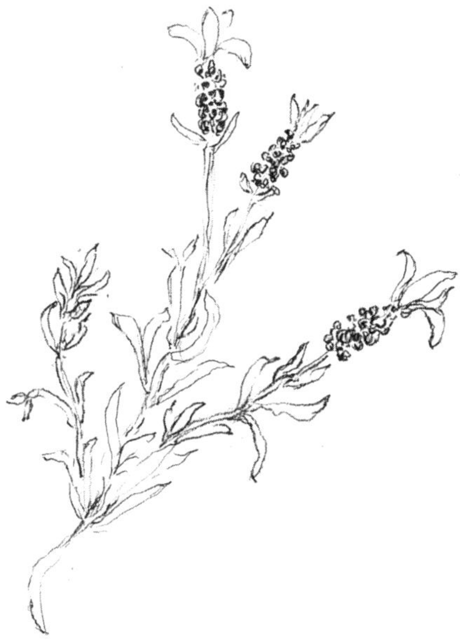

Schopflavendel
Lavandula stoechas

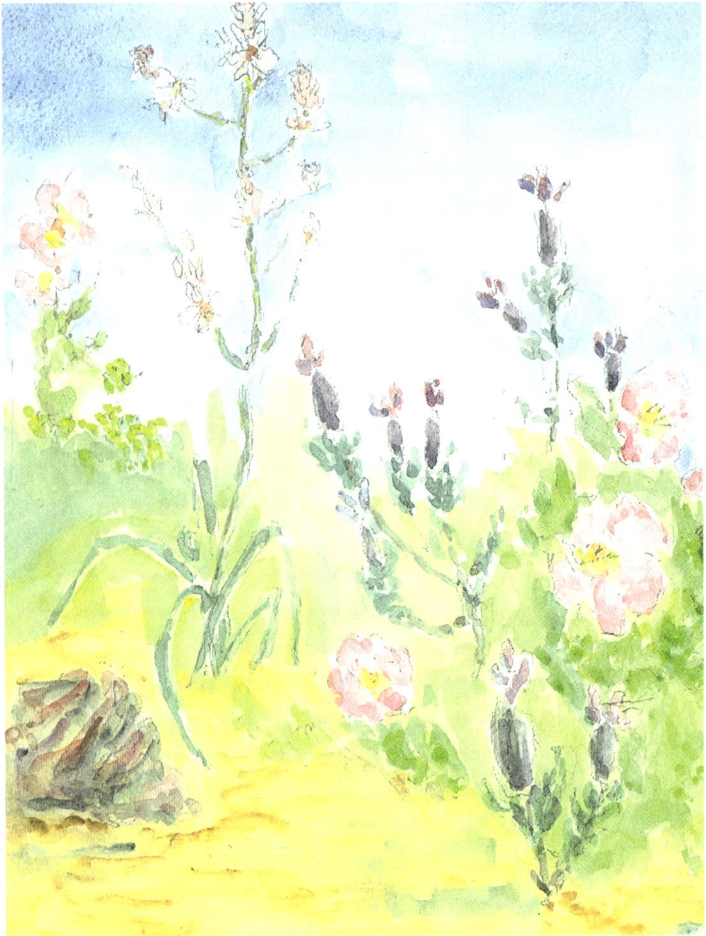

Schopflavendel, Cistrosen und Asphodeles in Garrigue, Südfrankreich

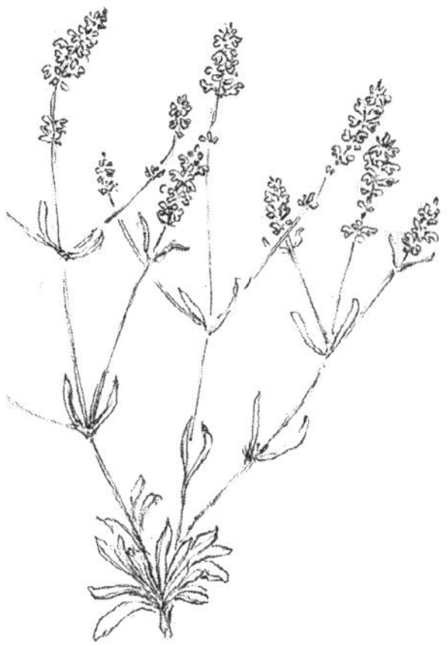

Lavandin
Lavandula hybrida

Die riesigen Lavendelfelder im Süden der Provence, dunkel violett schimmernd, sind die Kulturen des Lavandin, ***Lavandula hybrida*** (*Lavandula angustifolia, Lavandula latifolia*); ursprünglich eine natürliche Spontankreuzung von wildem Lavendel und wildem Speiklavendel.
Er muss durch Stecklinge vermehrt werden, weil die sterilen Pflanzen keine Samen bilden können.

Die Lavandin-Pflanzen werden viel größer als die des echten Lavendels. Deshalb ist auch die Ausbeute größer.
Die Pflanzungen sind so angeordnet, dass große Erntemaschinen eingesetzt werden können. Den frisch geschnitten Lavandin bringt man in fahrbaren Containern zur Destillation. Dieses ätherische Öl mit der Qualitätsbezeichnung „Ensilé“ ist vorwiegend für die Parfümerie und Seifenherstellung geeignet.

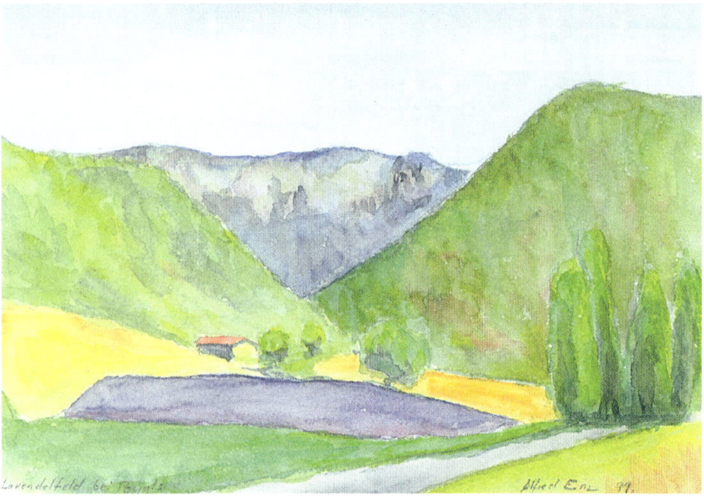

Lavandinfeld in Poyols

Das Lavendelöl

Einblicke in die Destillation

Die folgende Tabelle über Erträge der verschiedenen Lavendel- und Lavandinarten stammt aus einer Ausstellung im Rathaus von Brette, in der Drôme Provençale. Sie deckt sich mit den Angaben aus der Ausstellung von La Charce, die wir ein Jahr vorher besucht haben.

	Erntemenge für 1 l äth. Öl	**Liter äth. Öl / pro ha**	**Anbaufläche für ein Fass (235 l / 200 kg)**
Lavendel ***Lavandula angustifolia vera off.***	120 - 150 kg	10 - 15 l max. 25 l	15 - 19 ha
Lavandin ***Lavandula hybrida***	40 - 60 kg	60 - 125 l max. 240 l	1 - 5 ha

Im ätherischen Öl des kultiviert angebauten Lavendels, dem „Lavendel fein", hat man bisher mehr als 160 Inhaltsstoffe entdeckt. Im ätherischen Öl des Lavendel aus Wildwuchs, dem „Lavendel extra" sind es mehr als 200 Inhaltsstoffe.

Bei den verschiedenen Lavandinarten wie Abrialis, Grosso, Super etc. ist der Öl-Ertrag unterschiedlich. 80 bis 120 Inhaltsstoffe sind in diesen Arten zu finden.
Der Anbau von Lavendel benötigt gegenüber dem des Lavandin 5 - 10 mal mehr Ackerfläche. Außerdem müssen bis zu 4 mal mehr Pflanzen geerntet werden für den gleichen Ertrag. Der Mehraufwand an tatsächlicher Pflege- und Erntearbeit ist zudem beträchtlich höher, auch Transport und Destillationszeit sind aufwändiger.

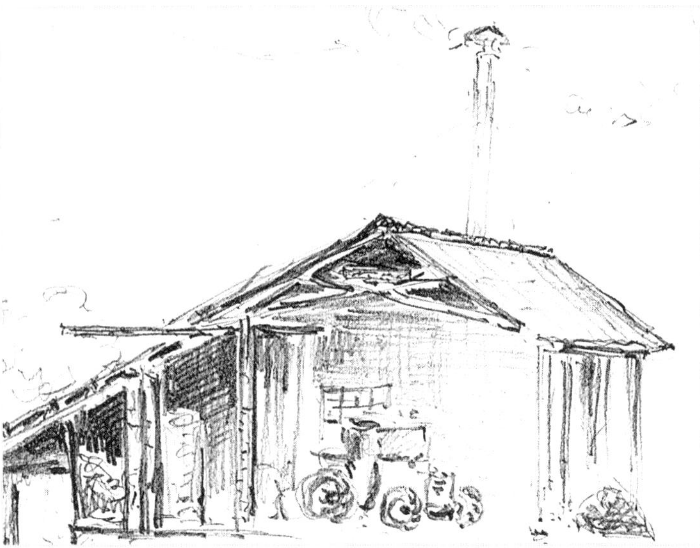

Ansicht einer Destillationsanlage in Sault

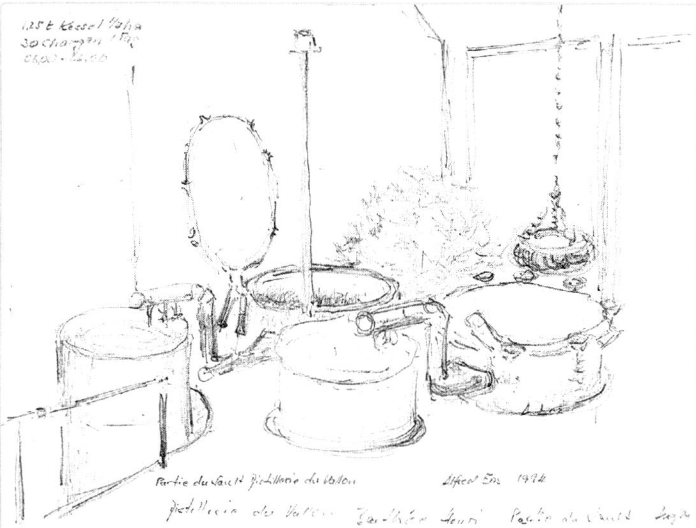

Destillationsanlage von Henri Bathé

Wenn man durch die Provence fährt, steigt einem immer wieder ein würziger, ganz spezieller Lavendelduft in die Nase. Bei genauerem Herumschauen entdeckt man dann Destillationsanlagen mit rauchenden Kaminen.
Wir besuchen in Sault, in der Vaucluse, im Zentrum des Lavendelanbaus den Bauern Henri Barthé und seine Söhne. Sie begrüßen uns freundlich und erklären uns gerne den Destillationsprozess. Meistens gibt es in einer Destille zwei Destillationskessel, Alambic genannt. In einem Kessel läuft bereits der Destillationsvorgang, währenddessen der zweite Kessel randvoll mit Lavendel gefüllt wird. Ein Deckel wird aufgesetzt und verschraubt, der Aufsatz mit dem „Schwanenhals" und die Dampfzufuhr werden angeschlossen. Und los geht's. Die Destillation im ersten Kessel ist bereits beendet. Es zischt und dampft, der Deckel wird aufgeschraubt und das Lavendelkraut wird mit einem Flaschenzug herausgehoben. Dieses wird entweder kompostiert oder getrocknet als Brennmaterial für das Feuer verwendet. Im Untergeschoss der Anlage tropft das Destillat aus dem Kühler in ein Gefäß, das Florentinervase genannt wird. Darin schwimmt das ätherische Öl auf dem Hydrolat, auch Blütenwasser genannt.

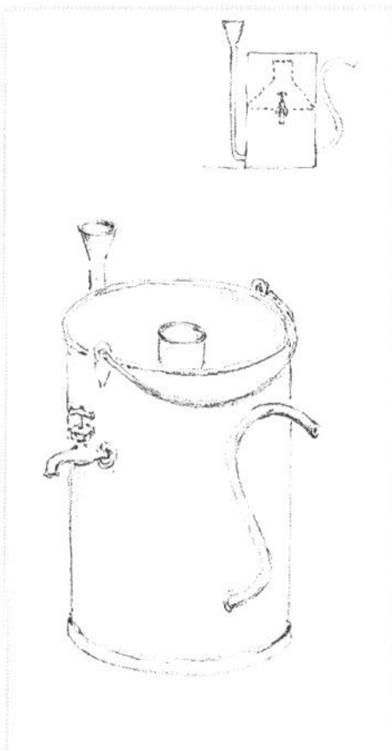

Florentinervase

Ein gutes ätherisches Lavendelöl, das in der Aromatherapie und der Naturkosmetik verwendet wird, sollte mindestens 1¼ Stunden destilliert werden. Die Destillation muss sorgfältig bei gleichmäßigem atmosphärischem Druck durchgeführt werden.

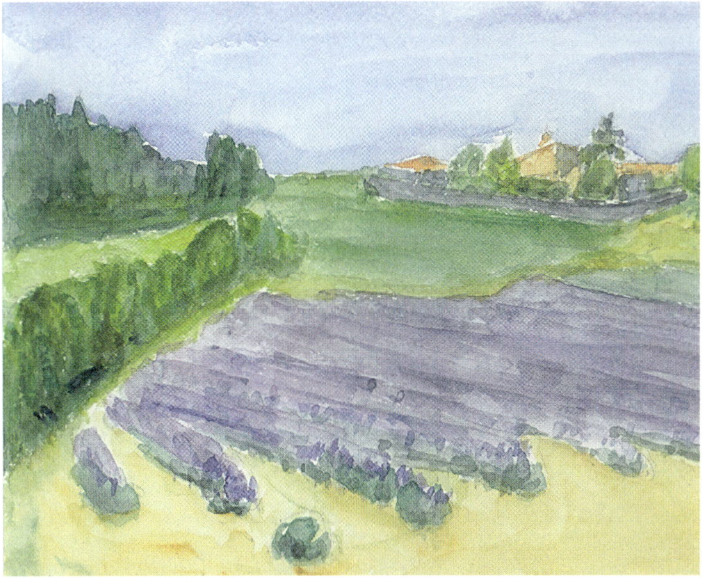

Lavendelfeld bei Sault

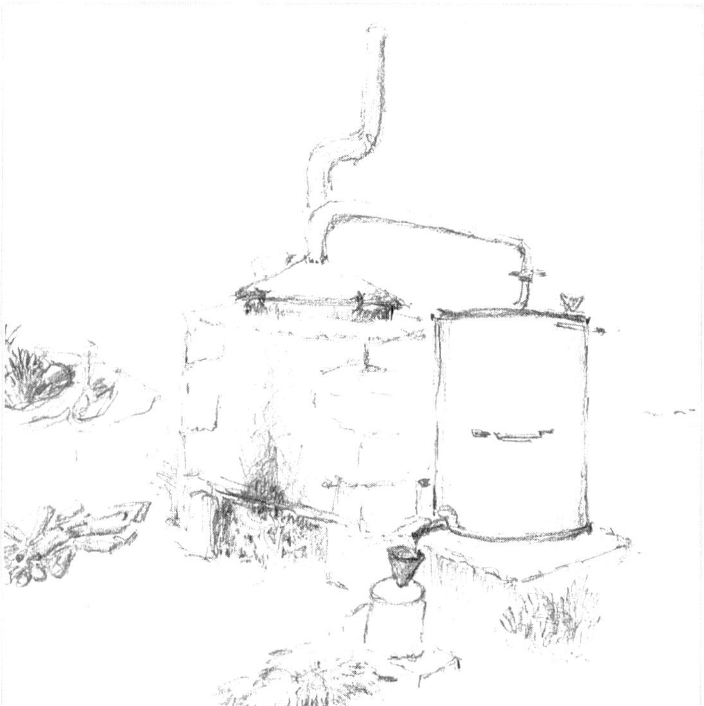

Die alte Alembic von Brette

Was ist eigentlich ein ätherisches Öl?

Ätherisch heißt leicht flüchtig, sich in der Atmosphäre verströmend. Ätherische Öle sind Bestandteile, bzw. Duftstoffe, die in Form winziger Öltröpfchen in verschiedenen Pflanzenteilen eingelagert sind. Es handelt sich um konzentrierte und hochwirksame Stoffe, die die Pflanze bis zu einem gewissen Grade repräsentieren. Chemisch betrachtet sind sie komplizierte Vielstoffgemische mit bis zu 500 verschiedenen chemischen Bausteinen (Inhaltsstoffen). Diese sind Teile der organischen Chemie und gehören zu den Gruppen der Terpene, Terpenalkohole, Phenole, Ester, Aldehyde, Ketone etc. Im Wasser sind sie nicht löslich.

Die verschiedenen Wirkungsweisen der ätherischen Öle sind erklärbar, wenn man die Inhaltsstoffe und deren Eigenschaften kennt. Voraussetzung ist, dass es ein genuines Öl ist, das heißt, dass es sich um ein reines, natürliches ätherisches Öl handelt, das von einer botanisch definierten Pflanze stammt.

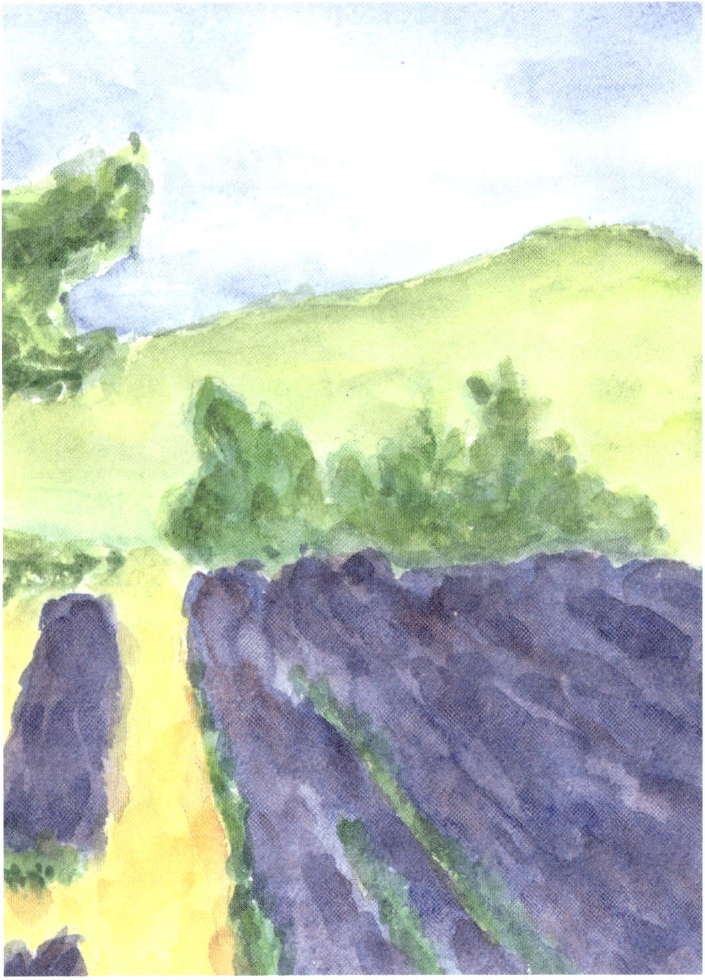

Inhaltsstoffe und Heilwirkungen

Einige wichtige Inhaltsstoffe des echten Lavendels, *Lavandula angustifolia vera officinalis:*

Ester:
25 - 55 %
„Heitere Gelassenheit"
Wirkt entkrampfend, ausgleichend, harmonisierend, beeinflusst das hormonelle System, wirkt ähnlich wie die Tranquilizer (beruhigend wirkende Arzneimittel, Pschyrembel), aber ohne Nebenwirkungen.

Monoterpenalkohole:
25 - 40 %
„Poweröl, gibt Kraft"
Hilfreich bei Blockaden im vegetativen Nervensystem. Tonisierend, durchblutungsfördernd, anregend, stärkend, antiseptisch, antiviral.

Monoterpene:
7 - 13 %
„Ich-Stärke"
Regen an und stimulieren die Abwehrkräfte, wirken schmerzlindernd und antirheumatisch.

Diese Dreiheit, Ester, Monoterpenalkohole und Monoterpene wirken ähnlich wie Betablocker, d. h. „sie hemmen die normale und pathologische Reizbildung am Herzen“ (Pschyrembel)

Weitere Inhaltsstoffe:

Sesquiterpene:
bis 5 %
„Seelenstreichler“
Wirken antiallergisch, entzündungshemmend, stimulieren die Leber und das Immunsystem, stabilisieren das Nervensystem und schützen vor übermäßigen Reizen.

Oxide (1.8 Cineol, Eucalyptol):
0,5 - 1 %
„Atem holen“
Gut bei Beschwerden der Atemwege, schleimlösend, auswurffördernd, entspannend, schmerzlindernd, entzündungshemmend, leicht belebend.

Monoterpenketone:
1 %
„Geistige Beweglichkeit“
In geringster Dosierung hochwirksam, wirkt regenerierend auf Haut und Schleimhaut, wundheilend.

Cumarine:
in Spuren
„Innere Ruhe“
Dieser sehr wertvolle Inhaltsstoff löst sich erst nach ca. 1 Std. Destillationszeit.
Er ist in Spuren hochwirksam, hat schmerzlindernde Eigenschaften, wirkt kühlend, entspannend, krampflösend, auch als Gefäßtonikum und ist leicht gerinnungshemmend.

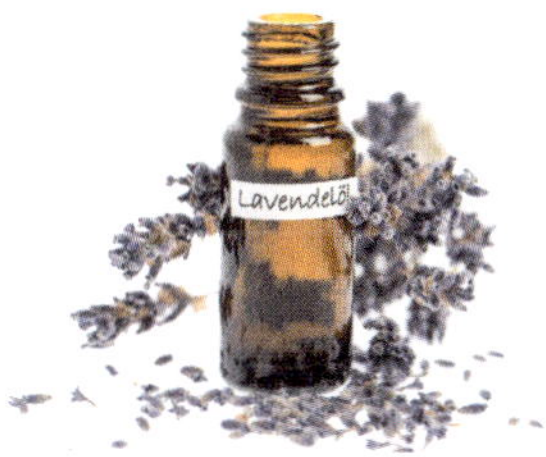

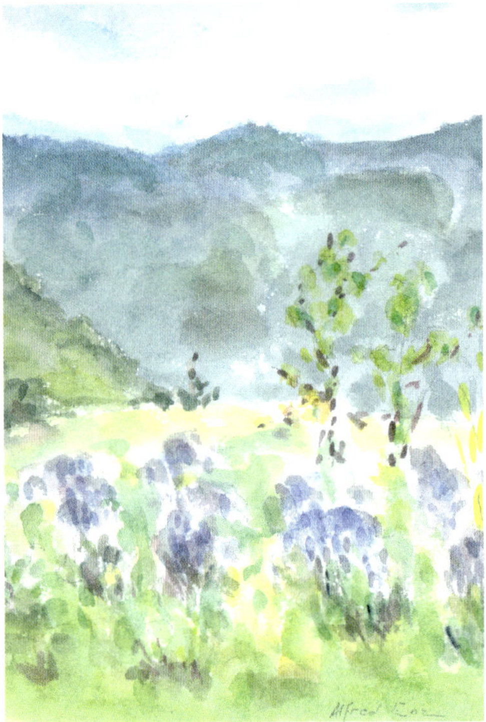

Informationen und Tipps zur Anwendung

Die Aromatherapie, ein Teil der Phytotherapie, ist die medizinisch therapeutische Anwendung ätherischer Öle. Es ist nachgewiesen, dass man mit Hilfe der Aromatherapie zum Beispiel Stress und seine Folgeerscheinungen hervorragend behandeln kann.
Das ätherische Lavendelöl hat auch ein breites Wirkungsspektrum im psychisch-geistigen Bereich. Es ist stimmungshebend, antidepressiv und ausgleichend in niedriger Dosierung und anregend in höherer Dosierung.
Das ätherische Lavendelöl darf man – im Gegensatz zu den meisten anderen Essenzen – pur und unverdünnt anwenden:

Echter Lavendel

(*Lavandula angustifolia off.*)

Wirkungsweise und Anwendung des ätherischen Öls

Wirkungsweise:
antiseptisch, antiviral, antimykotisch, antitoxisch, antiallergisch, beruhigend, entspannend, krampflösend, nervenstärkend, herzstärkend, blutdruckausgleichend, leicht blutgerinnungshemmend (Cumarine), wundheilend, zellregenerierend, desodorierend.

Indikation:
Wunden, Schürfungen, Verbrennungen, Entzündungen, Kopf- und Halsschmerzen, Ohrenschmerzen, Tinnitus, Husten, Herzbeschwerden, kardiovaskuläre Probleme, Schlafstörungen, Angst, Erschöpfung, Stress, Hautallergien, Psoriasis, Couperose, Juckreiz, Pruritis, Varizellen, Blasenbeschwerden, Menstruationsbeschwerden, Insektenstiche.

Praktische Tipps:

- Bei Verbrennungen (z.B. Bügeleisen),
  Insektenstichen,
  auf Blasen (z.B. durch Wanderschuhe),
  kleine Schürf- und Schnittwunden (tiefere Schnittwunden mit Cistrose behandeln, damit die Wundheilung von innen nach außen erfolgen kann).

- Bei Schlafstörungen auf ein Taschentuch 2 - 3 Tropfen Lavendel und eventuell 1 Tropfen Rose (10 %) oder einen Tropfen Neroli geben.

- Das ätherische Öl „Lavendel fein" ist auch für Kinder und ältere Leute in feinster Dosierung sehr geeignet.

- Ein Fläschchen Lavendelöl, das „Erste Hilfe-Öl" sollte immer greifbar sein.

- Bei Unpässlichkeiten und Überforderung ein paar tiefe Atemzüge am Lavendelfläschchen – und schon geht es besser!

- Die Wirkung über die Haut: Umschläge, Einreibungen, Bäder wirken schmerzlindernd, entzündungshemmend, antibakteriell und antiviral.

Das Lavendelöl mischt sich gut mit vielen anderen ätherischen Ölen. Es ist eine ausgesprochene Herznote, hat aber auch einen Bezug zu Kopfnoten und sogar zu Basisnoten. Deshalb passt es vorzüglich in Mischungen für Parfüms, Raumdüfte sowie für Einreibungen.

Das ätherische Öl Lavandin hat sehr anregende Inhaltsstoffe. Es wirkt antibakteriell und dient als hervorragendes Mittel bei rheumatischen Beschwerden.

Das Lavendelhydrolat (Blütenwasser) hat noch weitere Inhaltsstoffe, die wasserlöslich sind.
Es ist gut geeignet als Hauttonikum, für Umschläge bei Insektenstichen und Dermatitis Ulcerosa (schmerzhafte Hauterkrankung).

Lavandin

(*Lavandula hybrida*)

Wirkungsweise und Anwendung ätherischen Öls

Wirkungsweise:
antiseptisch, antibakteriell, besonders gegen Staphylococcus aureus, antimykotisch, krampflösend, schmerzstillend, durchblutungsfördernd, leicht blutgerinnungshemmend, wundheilend, Narben pflegend, zellregenerierend, vertreibt Ungeziefer und Motten.

Indikation:
Schmerzen, rheumatische Beschwerden, Arthrosen und Arthritis, Neuralgien und Ischias (Lavandin Abrialis), infektiöse Hauterkrankungen, Juckreiz, Pruritis, Nervosität, Ängste, Tachykardien (Lavandin Super)
Die beiden genannten Varietäten bringen die größte Erleichterung für die jeweiligen Beschwerden.

Praktische Tipps:

- Als Raumbeduftung hat Lavandin eine starke keimtötende Wirkung und ist ein anregender Tagesduft.

- Eine harmonische, anregende Duftmischung:
  Lavandin, Bergamotte, Orange, Zitrone
  und Fichtennadel oder Zeder

- Zur Desinfektion einige Tropfen ins Putzwasser geben - besonders ideal für Krankenhäuser (Asepsis - Prinzip der Keimfreiheit).

Lavendelwasser
Hydrolat aus *Lavandula angustifolia off.*

Bei der Destillation von ätherischen Ölen entsteht neben dem Öl das sogenannte Hydrolat, das auch Blütenwasser oder Aquarom beszeichnet wird.

Praktische Tipps:

- Zur Gesichtspflege für alle Hauttypen: beruhigend, reinigend, schmerzlindernd, bei Akne.

- Bei vegetativer Dystonie: Herzkompressen mit Lavendelhydrolat wirken harmonisierend.

- Bei Neigung zu Ulcus cruris: Umschläge

- Bei Fiber: Wickel mit Lavendelhydrolat statt mit Essig (Hydrolat mit Wasser 1:1)

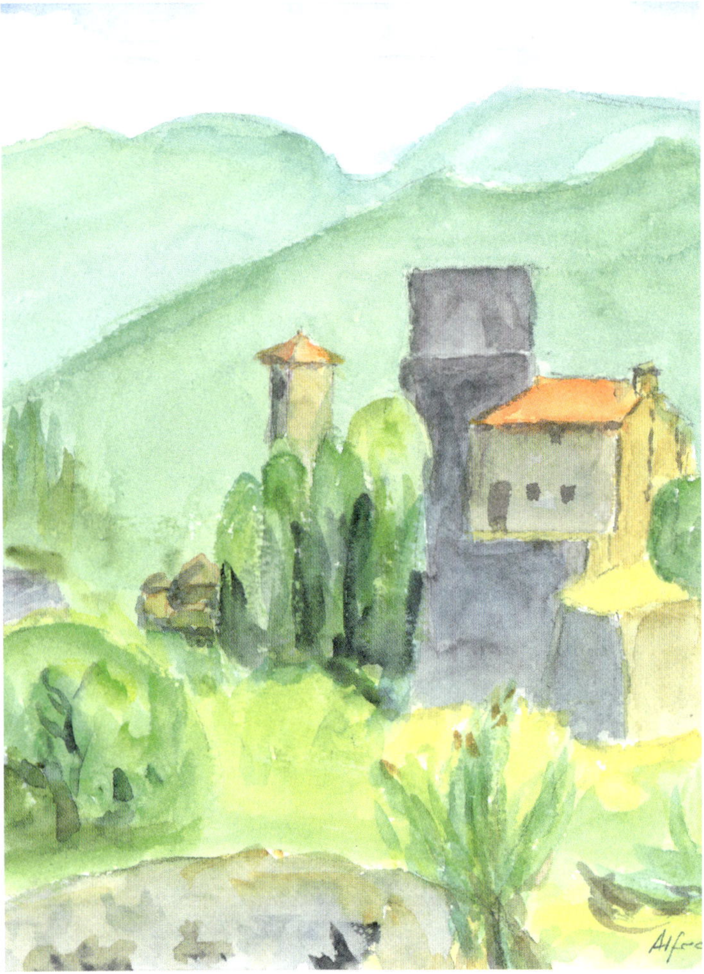

Eine kleine Auswahl an Rezepturen

Massageöl für Mut und Kraft
Anregende Einreibung für Rücken und Leistengegend (nur morgens)
30 ml Jojobaöl
15 Tropfen Lavandin
2 Tropfen Johanniskraut (ätherisches Öl)
1 Tropfen Lorbeer.

Ohrentropfen
Zur Anwendung in der Ohrmuschel
10 ml Johanniskrautöl
2 Tropfen Lavendel
Niemals ätherische Öle pur in den Gehörgang tropfen!

Hautjucken
50 ml Aloe-Vera
10 Tropfen Lavendel
10 Tropfen Lavandin Super

Dekubitusprophylaxe
50 ml Jojobaöl
15 Tropfen Lavendel extra
2 x täglich leicht einmassieren

In der **Aromaküche** werden mit Lavendel und Lavendelöl köstliche Speisen zubereitet.
Mit dem ätherischen Öl „Lavendel fein", Lavendelhonig oder Lavendelblüten (einweichen und absieben) können Desserts, Gebäck oder Drinks aromatisiert werden.
Zu diesem Thema finden Sie in weiterführender Literatur viele Anregungen.

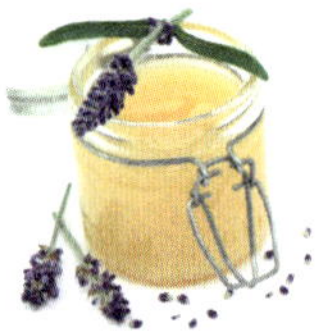

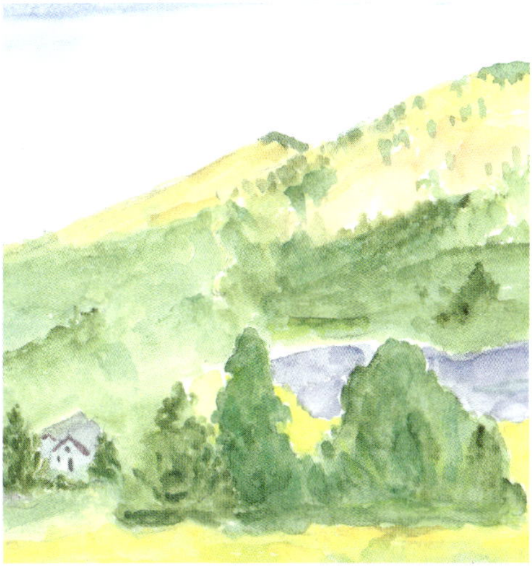

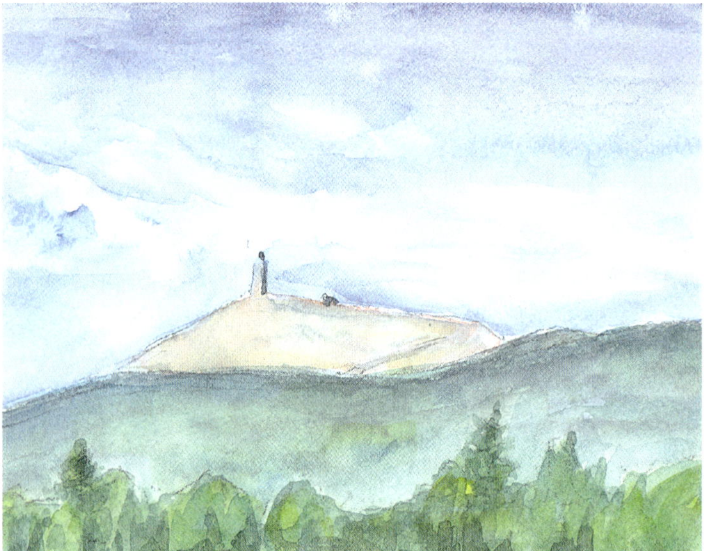

Mont Ventoux von Sault aus gesehen

Zum Schluss noch zwei Erinnerungen in Verbindung mit unseren Aromatherapie-Kursen in der Provence:
Eine Fahrt zum Mont Ventoux, dem windreichen, höchsten Berg der Provence, dem heiligen Berg der Kelten, der sich fast 2000 m. ü. M. erhebt, darf man nicht verpassen. Der Dichter Petrarca machte schon 1336 Aufzeichnungen über seine Besteigung, ebenso 1856 der Insektenforscher Jean-Henri Fabre. An klaren Tagen kann man vom höchsten Punkt aus den Mont Blanc, den Pic du Canigou in den Pyrenäen, die Massive der Dauphiné und das Mittelmeer sehen. Das ist annähernd ein Viertel Frankreichs, in dem sich auch die herrlichsten Lavendelkulturen befinden. Ein Besuch der Kreuzritter-Komturei Le Poët-Laval gehört auch dazu; einem Ort, an dem die Ritter auf dem Weg ins heilige Land Zwischenhalt machten. Kommandantur, Kirche und Spital stehen am Berg wie eine Festung und aus dem Grün der Landschaft leuchtet das Blau der Lavendelfelder in voller Blütenpracht.

Gehe durch ein blühendes Lavendelfeld,
Genieße die Ruhe – den Duft,
Sammle Kraft für den Tag.

Patrice Jeancourt

Bezugsquellen

Naturreine ätherische Öle, Basisöle und Pflanzenwässer sowie Zubehör zur Herstellung der Rezepturen aus diesem Buch, erhalten Sie in Apotheken, Naturkostläden, Reformhäusern und ausgewählten Duft- und Geschenkeläden.

Einige Adressen von Herstellern naturreiner ätherischer Öle:

www.primaveralife.com
www.neumond.de
www.farfalla.ch
www.vegaroma.de (Aromaküche)

Margrit Enz, Dipl.-Krankenschwester und Aromaexpertin, gab viele Jahre ihr Wissen über ätherische Öle in Seminaren weiter.

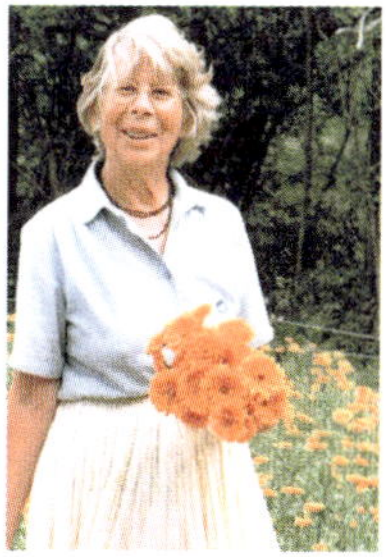

Gemeinsam mit ihrem Mann, dem Maler und Kunstlehrer **Alfred Enz**, unternahm sie viele Reisen in die Haute Provence, Frankreich.
Die Autoren leben in der Nähe von Zürich.

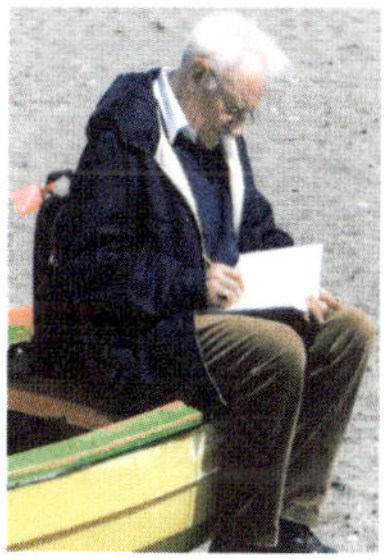

Haftungsausschluss
Die Autorin und der Verlag übernehmen keine Haftung für Schäden jedweder Art, die direkt oder indirekt bei der Anwendung der in diesem Buch vorgestellten Behandlungsmaßnahmen entstehen können. Bei unklaren Beschwerden oder ernsthaften Erkrankungen sollte immer ein Arzt konsultiert werden.

Impressum

Bibliografische Informationen der Deutschen Bibliothek:
Die Deutsche Bibliothek verzeichnet diese Publikation in der Deutschen Nationalbibliografie; detaillierte bibliografische Daten sind im Internet über://dnb.ddb.de abrufbar.

1. Auflage 2014

Bildnachweis:

Aquarelle und Zeichnungen: © A. Enz

Bildagenturen:
Cover: © unpict - Fotolia.com
Inhalt: © photocrew - Fotolia.com

Umschlaggestaltung, Satz und Layout:
Feliza Kettenring-von Beckerath

Druck: CPI

Printed in Germany

ISBN 978-3-928554-79-4

Maria Kettenring

Hausapotheke Ätherische Öle

Schnelle Hilfe für jeden Tag

13 ausgewählte Öle für zuhause und unterwegs

Klappenbroschur, vierfarbig

ISBN 978-3-928554-86-2

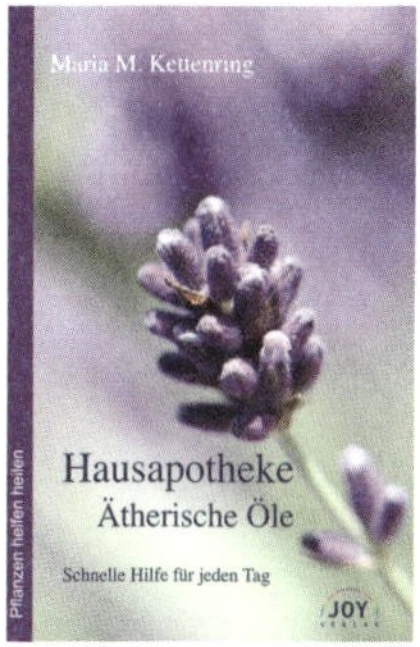

Katharina Zeh

Handbuch Ätherische Öle

65 Duftöle für die Hausapotheke, Schönheit und Genuss

Broschur, vierfarbig

ISBN 978-3-928554-50-3

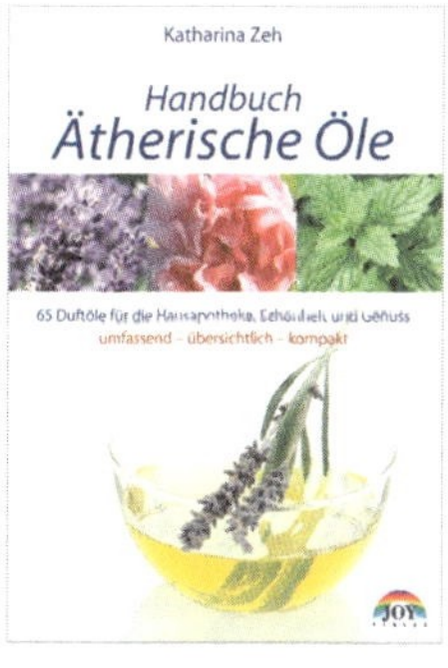

www.joy-verlag.de